# SÉRIE

DE

# 1,000 ACCOUCHEMENTS HEUREUX

Par M. G. EUSTACHE,

Professeur de Clinique obstétricale.

I. — Puisque la mode est à la statistique et aux séries, je vais à mon tour sacrifier à cette mode en publiant la statistique de la Maternité Ste-Anne de Lille, et la série des 1000 (1098 au 1er février 1892) derniers accouchements qui y ont eu lieu, du 1er octobre 1887 au 15 novembre 1891, pendant une période de 4 années pleines, en en déduisant toutefois les six semaines de fermeture annuelle du temps des vacances.

Or, dans cette série de 1000 accouchements, tous se sont terminés favorablement pour la mère, et nous n'avons pas eu un seul décès à déplorer. — La mortalité a complètement disparu de nos salles , et pendant ces 4 ans elle a été de 0.

Je ne sais si pareil résultat a été obtenu ailleurs, mais il est consolant et utile de le constater partout où il se trouve, et c'est pour cela que je suis heureux de le signaler ici.

Je ne prétends pas qu'il en sera toujours ainsi, et que dorénavant aucune des femmes qui viendront accoucher à la Maternité n'y succombera : ce serait par trop prétentieux. Mais il n'en est pas moins vrai qu'aujourd'hui toute femme qui accouche, si elle est bien surveillée et bien soignée, ne doit pas mourir de son accouchement, tout en restant sujette, bien entendu, aux causes diverses de mort qui nous menacent tous à n'importe quel moment de notre existence.

Que ce résultat s'éloigne de ceux qu'on obtenait précédemment ! Il n'y a pas déjà si longtemps que la mortalité des femmes en couches était encore bien considérable. — Sans remonter au commencement du siècle où dans certaines grandes Maternités la mort était presque la règle, il y a 30 ans à peine la mortalité était de 10 % dans les Maternités de Paris ; elle s'abaissait sans doute progressivement depuis lors, et il y a 10 ans elle était tombée à 2, 3 et 4 pour 100 suivant les lieux et les séries. — Depuis lors, elle tend de plus en plus à diminuer.

En ce qui nous concerne, nous avons suivi la même progression décroissante.

Pendant les quatre premières années de son existence (de 1877 à 1881), la Maternité de la Faculté libre, qui était alors à l'hôpital Sainte-Eugénie, a présenté une mortalité maternelle de 1,40 pour 100. — Les quatre années suivantes, la mortalité s'était abaissée à 0,97 pour 100 ; enfin elle a été nulle pendant la dernière période de quatre années.

Il est inutile, ce me semble, d'insister sur une pareille statistique, mais il est bon de rechercher quelles en sont les causes.

II. — Avons-nous eu affaire à une série exclusivement heureuse, c'est-à-dire formée par des accouchements tous faciles et spontanés ? Le relevé de ces 1000 cas nous montre qu'il n'en est pas tout à fait ainsi.

En effet, bon nombre d'opérations obstétricales ont dû être pratiquées, et je relève :

    7 accouchements prématurés artificiels ;
71 applications de forceps ;
13 versions internes ;
  2 basiotripsies ;
  2 céphalotripsies ;
  3 embryotomies ;
22 délivrances artificielles ;

soit 120 interventions (1), dont 84 instrumentales, c'est-à-dire une proportion de 12 pour 100, proportion fort raisonnable, et peut-être même au dessus de la moyenne de la plupart des Maternités.

Les complications non plus ne nous ont pas fait défaut, c'est ainsi que nous avons eu :

    3 cas de placenta prœviæ ;

    2 cas d'éclampsie du travail et des suites de couches ;

    1 cas d'ictère grave, compliqué de tumeur volumineuse de la rate ;

    2 cas de fibromes utérins volumineux ;

    12 cas de syphilis tertiaire ;

    4 cas de tuberculose avancée.

Je ne signale pas les autres complications de moindre importance, ni les interventions manuelles diverses que l'on rencontre presque à chaque pas.

On voit par ce simple énuméré que les complications, même celles qui compromettent gravement l'existence de la femme, ne nous ont pas manqué, et que l'obligation d'intervenir activement s'est présentée souvent à nous.

Nous n'avons pas eu, sans doute, de ces complications presqud fatalement mortelles, telles que rupture de l'utérus pendant le travail, hémorrhagie foudroyante, etc. ; mais même dans ces cas, la science actuelle peut lutter avec succès pour les prévenir d'abord, pour les guérir ensuite, et nous nous applaudissons d'en être resté toujours, grâce à la surveillance de notre personnel, à la période de prophylaxie.

III. — Si nous ne pouvons invoquer, pour expliquer la terminaison heureuse de 1000 accouchements successifs, la

---

(1) En octobre 1889 j'ai pratiqué, pendant la période des vacances, en outre, dans un local attenant à la Maternité, une opération césarienne chez une naine rachitique, atteinte d'hydronéphrose double — L'opérée succomba 12 heures après à la suite de complications uréniques. — L'observation en a été publiée. (*Journal des Sciences médic. de Lille*, 1890.)

bénignité absolue, et même relative, des cas observés, nous devons la rapporter sans crainte aux soins donnés par tout le personnel sans exception, maître, élèves, sœurs et domestiques, et à la pratique de l'antisepsie, sinon la plus rigoureuse (car il est difficile de l'octenir dans un service de Maternité d'une façon absolue), du moins aussi rigoureuse que possible et toujours *constante*.

On n'arrive à ce résultat que grâce à un personnel parfaitement éduqué, et surtout parfaitement convaincu de l'excellence et de la nécessité de l'antisepsie, qui n'oublie aucune des prescriptions de cette pratique salutaire, ou du moins qui répare aussitôt les oublis ou les manquements qu'il aurait pu commettre. — C'est là que gît le nœud de la question.

Dans un service de Maternité ouvert à l'enseignement et à l'instruction des élèves en médecine, ces précautions doivent être prises avec beaucoup plus de rigueur que partout ailleurs; car les étudiants qui fréquentent peu ou prou les salles d'hôpital et les salles d'autopsie, risquent beaucoup d'être les véhicules de germes contagieux divers, vis-à-vis desquels la femme parturiente ou accouchée est d'une réceptivité remarquable.— Il faut annuler ces germes, les détruire tout au moins, et l'antisepsie s'impose d'une façon absolue, constante. — Il ne doit y avoir aucune exception, aucun manquement, sous peine de voir des accidents se manifester.

Il nous est arrivé un assez grand nombre de fois de constater que le soir ou le lendemain d'une visite des étudiants à la Maternité, la femme qui avait été le sujet de l'examen clinique subissait une élévation de température de 1 et même de 2 degrés, qui a cédé heureusement dans presque tous les cas. — En signalant chaque fois cette fâcheuse conséquence à ceux qui pouvaient à bon droit en être réputés les auteurs directs, nous avons évité le renouvellement de faits semblables. La génération nouvelle des accoucheurs et des garde-couches sera élevée dans ces idées ; elle s'entourera des précautions voulues pour que tout ce qui approche la parturiente ou l'accouchée soit d'une asepsie complète, et elle assurera ainsi la conservation de bon nombre de mères de famille !

IV. — De ce qui précède, il résulte que j'attache la plus grande importance à la question du personnel qui approche les femmes en couches, et, par extension à celle des objets de toute sorte, instruments, vêtements, literie, qui peuvent être mis en contact avec elle, ainsi qu'à la question du milieu ambiant, à l'hygiène générale en un mot.

Mais le difficile, c'est de réaliser d'une façon complète cette hygiène générale, ou pour mieux dire cette *asepsie* de la femme qui accouche, du milieu dans lequel elle vit, des personnes ou des objets qui l'approchent.

On peut y arriver, dans certaines rares conditions, à l'aide de la propreté seule, mais on risque fort de se tromper, et toute erreur, dans ce cas, peut entraîner de graves conséquences, l'infection puerpérale et la mort. Il est donc de la plus grande utilité de ne pas courir cette chance, pour si minime qu'elle paraisse dans certains cas. Mieux vaut pêcher par excès de précaution que par défaut, et, dans la pratique particulière, bien plus encore dans les Maternités où les chances de contagion infectieuse sont plus considérables, puisqu'on n'est jamais sûr d'avoir l'asepsie directement, naturellement, il faut l'obtenir indirectement par l'*antisepsie*.

C'est à la pratique de l'antisepsie que la chirurgie moderne doit ses résultats merveilleux dont on parle tant ; c'est à la pratique de l'antisepsie que l'obstétrique doit ses résultats non moins merveilleux, bien autrement précieux à n'importe quel point de vue. Car si la chirurgie peut enlever la partie malade sans compromettre l'existence, l'obstétrique conserve le tout. On applaudit, et j'applaudis moi-même à une série de 1000 succès opératoires ! Combien davantage mérite d'applaudissements une série de 1000 accouchements heureux.

V. — L'antisepsie peut être réalisée à l'aide d'une foule de substances, dont le nombre tend à augmenter tous les jours d'une façon démesurée. Cette extrême richesse, qui nous vient en très grande part de l'Allemagne, présente à mon sens plus d'inconvénients que d'avantages, car elle tend à faire croire que l'on est toujours à la recherche du meilleur antiseptique qui n'est pas encore trouvé. J'ai, pour ma part, essayé ces diverses substances, mais, depuis longtemps, je me suis décidé pour trois d'entre elles qui me paraissent suffire à tous les cas obstétricaux ; ces trois substances sont :

Le sublimé corrosif ;
L'acide phénique ;
L'iodoforme.

Le premier est employé tous les jours et dans tous les cas. Les deux autres ne le sont qu'exceptionnellement et pour répondre à des indications particulières. Grâce à ces trois agents antiseptiques, j'ai obtenu un résultat parfait, et on comprend que je n'aie aucune tendance à changer ma manière de faire.

*a.* Le *sublimé corrosif* est le moyen par excellence pour assurer l'antisepsie pendant l'accouchement, après la délivrance et pendant les suites de couches. Son pouvoir antiseptique puissant, même à faibles doses, son absence d'odeur qu'apprécient beaucoup et la femme accouchée et l'accoucheur, enfin son bon marché lui assurent une prééminence qui, pour moi, du moins, est indestructible.

Je sais bien qu'il peut amener des accidents, qu'il expose à des dangers d'intoxication grave, qui a été mortelle même dans certains cas. Les lecteurs de ce Journal connaissent ces accidents et ces dangers qui ont fait l'objet de mémoires fort intéressants. Qu'est-ce que cela prouve ? Sinon que l'on a affaire à une substance active, puissante, et que son emploi doit être *minutieusement* et *scientifiquement* conduit.

N'en déplaise à mes honorables et savants contradicteurs, je puis leur certifier qu'à cette double condition, l'emploi du sublimé est, je ne dirai pas absolument inoffensif, mais sans dangers. Ma statistique le prouve victorieusement, car sur les 1000 accouchements que je relate aujourd'hui, et sur un chiffre presque égal qui les ont précédés ou suivis, je n'ai eu qu'une fois des accidents mercuriels sérieux (néphrite) qui m'ont inspiré de graves inquiétudes dissipées au bout de 6 semaines. Il y avait eu erreur de dosage, et probablement aussi manque des précautions habituelles.

En échange de ces craintes qui ne se sont produites qu'une fois, si je mets en parallèle la quiétude que m'ont donnée tous les autres cas, la réponse est toute naturelle et concluante.

Voici comment on procède à la Maternité :

Tout assistant qui doit approcher la femme en travail se lave les mains avec le savon et la brosse à ongles, puis les trempe dans la liqueur de Van Swieten ; s'il doit faire un examen, il enduit ses doigts de vaseline phéniquée.

Pendant l'accouchement, aucune injection n'est donnée à la femme, sauf dans les cas où le fœtus est déjà putréfié, ou bien qu'une intervention première ayant échoué on remet à plus tard une nouvelle tentative. Ces injections pendant l'accouchement, dans les rares cas où elles ont été de mise, sont faites avec une solution de sublimé au 1/5000, ou bien avec une solution phéniquée ou centième.

Aussitôt après la délivrance, je fais opérer une injection intra-utérine de 3 litres de solution de sublimé au 1/2000°, à la température de 35 à 40° centigrades. Je me sers pour cela d'un grand récipient en verre élevé à la hauteur de 1ᵐ50 au-dessus du niveau du lit de l'accouchée, et d'une longue canule en verre cannelée sur une de ses faces pour assurer le libre retour du liquide. Pendant tout le temps que dure l'injection, l'opérateur qui tient la canule de la main droite, saisit l'utérus de la main gauche à travers la paroi abdominale, et malaxe l'organe. Quand l'injection est près de finir, la canule est retirée lentement, pendant que la main gauche presse fortement la matrice pour amener la sortie de tout le liquide, ou bien des caillots qui pourraient le retenir. De même, quand l'extrémité de la canule est arrivée à la vulve, je recommande que l'on presse sur la commissure antérieure du périnée, de façon à déprimer le plancher périnéal et à vider complètement le vagin. Un tampon d'ouate phéniquée, ou même un simple linge est alors appliqué sur la vulve, et la femme rapportée dans son lit.

Grâce à ces précautions qui peuvent paraître minutieuses mais qui n'en sont pas moins essentielles, j'assure d'une façon presque absolue la détersion et l'antisepsie de toutes les voies génitales ; le liquide antiseptique parcourt tous les points, mais il est en entier rejeté au dehors, et je ne cours aucun danger.

Les trois premiers jours qui suivent l'accouchement, une injection vaginale est pratiquée tous les matins avec une solution de sublimé au 1/4000 (1 litre) ; au 4ᵉ jour, les injections médicamenteuses sont suspendues et remplacées par de simples injections de propreté à l'eau bouillie, sauf complications bien entendu.

Cette manière de procéder est de règle absolue à la Maternité depuis plusieurs années. Ce n'est que dans quelques rares circonstances qu'il y est dérogé, et que je recours à l'acide phénique.

*b. L'acide phénique* m'inspire moins de confiance comme antiseptique, mais d'un autre côté il est moins dangereux en cas d'absorption ; il est surtout moins dangereux dans les cas d'albuminurie.

Aussi, si une parturiente présente de l'œdème, si ses urines renferment de l'albumine, je renonce au sublimé et le remplace par l'acide phénique au cinquantième et au centième (20 ou 10 gr. pour un litre d'eau), soit au moment de l'accouchement, soit pendant les suites de couches.

De même, si des phénomènes d'infection se déclarent, si la température s'élève à 38°, 39° et au-dessus, auquel cas je recours aussitôt à des injections intra-utérines, je fais la première injection avec la solution de sublimé au 1/2000. Mais si je suis obligé de recommencer, comme je suis moins assuré du retour complet du liquide, et même que dans les cas de rétention avec putréfaction des membranes ou de débris placentaires, on peut se demander s'il ne serait pas avantageux de laisser séjourner dans l'utérus une certaine quantité de liquide antiseptique afin de modifier plus profondément le milieu, j'ai recours aux injections intra-utérines de la solution phéniquée au cinquantième, et je renonce dès lors au sublimé corrosif.

Sauf ces circonstances particulières, l'acide phénique est presque complètement abandonné chez nous, et personne ne s'en plaint, ni l'accoucheur, ni le personnel, ni l'entourage de l'accouchée, ni l'accouchée elle-même.

J'ajouterai même un dernier fait qui, pour ne pas être important, n'en est pas moins digne de considération. Certains accoucheurs et surtout les sages-femmes sont élevés dans la crainte du sublimé et dans la confiance absolue dans l'innocuité de l'acide phénique. On sait ce qu'il faut penser de cette innocuité qui ne va pas jusqu'à empêcher des intoxications. Mais en raison de cette croyance à l'innocuité de l'acide phénique, on a de la tendance à abuser des solutions fortes qui deviennent caustiques, et qui produisent des brûlures, parfois profondes, sur les grandes lèvres, les fesses et les cuisses. On n'en meurt pas, je le veux bien, mais elles sont tout au moins inutiles, et l'on nous saura toujours gré de ne pas les avoir occasionnées.

c. L'*iodoforme* enfin, soit sous forme de poudre, soit surtout sous forme de gaze iodoformée, est employé encore, mais dans des circonstances toutes spéciales, c'est-à-dire quand il existe des plaies, ou bien qu'il se produit des ulcérations et des eschares des voies génitales. C'est un pansement local que je ne saurais trop recommander.

VI. — Grâce à ces diverses précautions et à ces diverses

interventions, très simples en réalité, et heureusement entrées
aujourd'hui dans l'esprit public tellement que l'accoucheur y
est rappelé s'il les oublie, la mortalité des femmes en travail
et en couches est de plus en plus réduite et ramenée à zéro
comme dans notre statistique. Il va sans dire que la morbidité
a suivi une marche parallèlement rétrograde.

C'est ainsi que sur les 500 derniers accouchements qui se
sont passés à la Maternité, nous n'avons eu, en réalité, que
4 femmes assez sérieusement malades pour ne pas pouvoir
sortir au onzième jour.

De ces 4 femmes, l'une était poitrinaire très avancée, elle
nous a quittés le 24ᵉ jour de son accouchement et est morte à
l'hôpital six mois après.

L'autre avait un ictère chronique remontant à plusieurs
années et portait une tumeur de la rate très volumineuse de
nature assez indéterminée. Après être restée plus d'un mois
dans nos salles dans un état de prostration et de cachexie
fébrile, elle se releva peu à peu et put quitter la Maternité
dans un état relativement satisfaisant ; depuis deux ans elle
traîne assez péniblement son existence, gardant toujours et sa
tumeur sphénique et son ictère qui par moments est d'une
intensité vraiment extraordinaire.

La troisième fut prise, dès le second jour de son accouchement, de frissons, de diarrhée et d'anurie presque complète.
Les urines étaient fortement albumineuses et contenaient des
tubes hyalins en grande quantité. Cette néphrite due à une
intoxication mercurielle, comme je l'ai dit plus haut, évolua
heureusement, quoique lentement, et ce ne fut qu'au bout de
six semaines que la femme put rentrer chez elle. Ce fait se
passait en juin 1891 ; je l'ai revue depuis ; sa santé est complètement rétablie.

Enfin notre quatrième malade fut prise, au 4ᵉ jour de ses
couches, de frissons et de fièvre intense que rien ne put
enrayer : il se déclara une pelvi-péritonite suppurée (1) avec

_______

(1) L'observation a été publiée par M. PÉRIGNON, interne (voir *Journal
des Sciences médicales de Lille*, 6 novembre 1891).

phénomène de septicémie grave. Le 33ᵉ jour, on pratiqua la laparotomie ; il y avait fonte purulente de tous les annexes de l'utérus qui furent enlevés par morcellement. Les suites de l'opération furent longues et difficiles, mais la malade guérit, et aujourd'hui , près d'un an après l'opération, elle est absolument remise.

En résumé, morbidité presque réduite à rien , mortalité nulle , tel est le bilan de la Maternité Ste-Anne, que l'on obtiendra et que l'on obtient déjà dans la plupart des autres Maternités.

Ce qui a fait dire paradoxalement que les femmes accouchant à l'hôpital avaient plus de sécurité que celles qui accouchent dans leur famille ! !

Lille Imp. L. Danel.